TRAITEMENT

DES

RÉTENTIONS AIGUËS ET CHRONIQUES

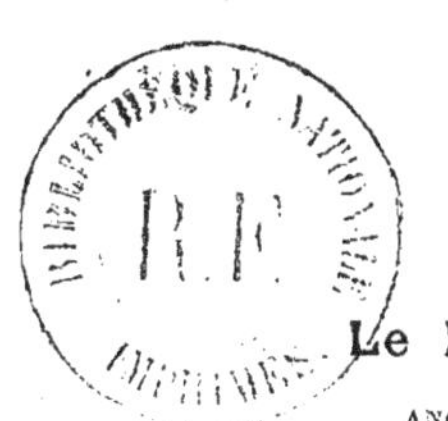

PAR

Le Dr Henri-Théophile BRIN

ANCIEN INTERNE DES HOPITAUX DE PARIS
AIDE D'ANATOMIE A LA FACULTÉ

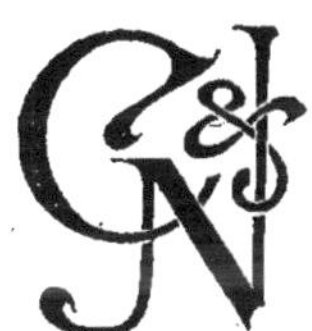

PARIS
GEORGES CARRÉ ET C. NAUD, EDITEURS
3, RUE RACINE, 3

1898

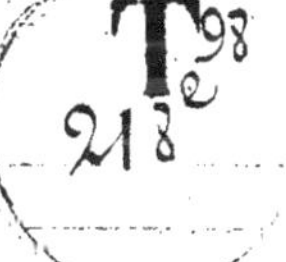

TRAITEMENT

DES

RÉTENTIONS AIGUËS ET CHRONIQUES

PAR

Le Dr Henri-Théophile BRIN

ANCIEN INTERNE DES HOPITAUX DE PARIS
AIDE D'ANATOMIE A LA FACULTÉ

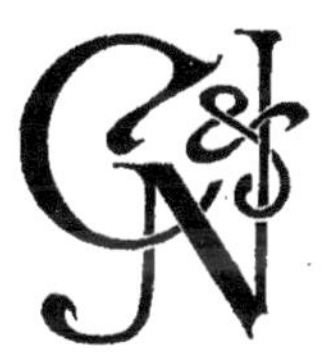

PARIS

Georges CARRÉ et C. NAUD, Editeurs

3, rue Racine, 3

—

1898

AUTRES PUBLICATIONS DU MÊME AUTEUR

Duplicité de la veine cave inférieure.

Société anat., octobre 1897, p. 758.

Pleurésie purulente enkystée sus-diaphragmatique gauche, avec large calcification de la plèvre costale gauche. Latence absolue pendant toute la vie.

Société anat., octobre 1897, p. 760.

Corps étrangers multiples de l'articulation du genou. Différents types sessiles, pédiculés, libres réunis dans la même jointure.

Société anat., décembre 1897, p. 901.

Accidents laryngés mortels au cours du traitement ioduré anti-syphilitique.

Société anat., janvier 1898, p. 93.

Plaie du foie par instrument tranchant, traitée avec succès par la suture immédiate.

Presse médicale, 12 février 1898.

Luxation récidivante de l'épaule. (En collaboration avec DUJARIER.)

Société anat., 1er juillet 1898.

INTRODUCTION

La rétention d'urine dans l'hypertrophie de la prostate constitue certes le côté le plus intéressant de la maladie. Elle en est le principal inconvénient et aussi le plus grand danger par les complications locales et générales qu'elle entraîne. Aussi a-t-elle de tous temps attiré l'attention des médecins. Les travaux considérables qui, de l'antiquité jusqu'à nos jours, ont été publiés sur cette question, l'ont éclairée d'une vive lumière, et il pourrait sembler superflu aujourd'hui d'écrire à nouveau sur un sujet si fouillé. Cependant dans ces dernières années, de nombreuses tentatives ont été faites pour guérir radicalement l'hypertrophie de la prostate et par là même la rétention qu'elle occasionne. Les chirurgiens, égarés sans doute par l'innocuité relative de leurs opérations, ont peut-être trop désappris les anciennes méthodes au lieu de les moderniser en les faisant profiter des découvertes antiseptiques. Devant un cathétérisme difficile, ils ont vite crié à l'impossible, et au lieu d'utiliser les voies naturelles ils ont, d'un coup de bistouri, créé un cours artificiel aux urines ; la cystostomie était trouvée et ce moyen si facile de pallier les accidents les plus pressants a fait peut-être trop oublier l'art de cathétériser. Peu à peu les opérations se sont multipliées, appelant l'attention de tous sur cette vieille question de la rétention d'urine ; elle était naguère mise à l'ordre du jour à la première session de l'Association française d'Urologie, et la discussion qui a suivi la lecture du rapport de mon maître Legueu a bien montré à quel point la thérapeutique des rétentions intéresse tous ceux qui s'occupent de voies urinaires.

Devant ce regain d'actualité, mon maître, M. le Pr Guyon, a pensé qu'il serait intéressant de fixer, dans une courte revue d'ensemble, les principaux moyens, anciens et nouveaux, dont nous disposons contre la rétention d'urine du prostatique, et de bien marquer leurs indications spéciales. C'est sur son conseil que j'entreprends cette étude. Ayant passé auprès du Pr Guyon deux années d'externat et d'internat, j'ai pu étudier à fond, apprécier les méthodes de mon excellent maître et les appliquer moi-même sur les nombreux malades qui fréquentent sa clinique. Je n'ai pas d'autre intention que de rapporter fidèlement sa pratique, que de fixer d'après lui les principales indications thérapeutiques que comportent les rétentions d'urines. C'est ce dernier point surtout qui m'arrêtera. Je laisserai de côté la technique même, sauf toutefois dans les points où la connaissance exacte de certains détails pratiques est de nature à élargir les indications d'une méthode. Mon étude comprendra naturellement trois grands chapitres correspondant aux trois formes de rétentions chez le prostatique. A chacune de ces trois rétentions, aiguë, chronique avec ou sans distension, convient en effet une thérapeutique spéciale.

Au début de ce travail qui vient clore mes années

d'internat, j'éprouve le besoin de remercier tous ceux qui m'ont aidé au cours de mes études.

M. le Pr Guyon m'a fait le grand honneur de m'accepter deux années comme élève. Durant ce temps, j'ai pu apprécier la méthode incomparable grâce à laquelle sa vie scientifique a été marquée chaque année par un nouveau progrès, grâce à laquelle aussi tous ses travaux s'enchaînent et s'appellent logiquement depuis les premiers jusqu'aux plus récents. Mais par-dessus tout le respect et l'admiration que m'inspirent sa science, je tiens à lui dire combien grande est ma reconnaissance pous toutes ses bontés, pour ses affectueux conseils et pour la protection qu'il n'a cessé de m'accorder. Mon maître accepte aujourd'hui la présidence de ma thèse. Je le remercie de cette nouvelle marque d'affection. Qu'il m'excuse si, forcé de l'écrire rapidement, je ne puis lui présenter qu'une œuvre imparfaite et très indigne de lui.

M. le Pr Panas a bien voulu m'accepter pendant ma deuxième année d'internat. A son contact j'ai appris à me défier de moi-même et à contrôler toujours les faits particuliers à la lumière des grandes lois générales. Je remercie aussi mon maître de l'appui qu'il a bien voulu m'accorder.

M. le P^r agrégé Quénu m'a initié aux secrets de la chirurgie abdominale, il m'a permis d'opérer dans son beau service. Enfin chaque jour, dans un langage précis comme son esprit, il m'a montré sa fécondité de pensées et sa richesse de conceptions. Je suis fier d'être son élève et je le remercie de sa constante bonté.

M. le Pr Berger me permet de terminer mon internat dans son service, c'est un honneur que je ne saurais trop apprécier. Je serai bien heureux de garder, longtemps après l'avoir quitté, l'empreinte d'un tel maître. Son tact clinique si fin et sa grande probité opératoire me laisseront un souvenir ineffaçable.

Que mes autres maîtres acceptent aussi mes sentiments d'affectueuse reconnaissance pour l'éducation scientifique que je leur dois. J'offre mes remerciements à MM. Albarran, Broca, Chevallier, Legueu, Poirier, Sébileau, chirurgiens des hôpitaux, à MM. Legendre et Siredey, médecins des hôpitaux.

M. Legueu, professeur agrégé et chirurgien des hôpitaux, a droit tout particulièrement à ma gratitude. C'est beaucoup à lui que je dois ma situation et je suis bien heureux de pouvoir l'en remercier publiquement.

Enfin j'ai contracté envers mes maîtres de l'École d'Angers une grosse dette de reconnaissance. MM. les P[rs] Farge et Dezanneaux m'ont bien souvent donné des témoignages de leur sollicitude ; j'offre à leur mémoire un souvenir respectueux.

M. le Pr Legludic, directeur de l'École de Médecine, m'a montré souvent sa bienveillance, je l'en remercie. M. le Pr Monprofit et M. le P[r] suppléant Thibaut ont été mes premiers maîtres ; je ne saurais oublier que leurs conférences et leurs conseils m'ont conduit à l'internat de Paris.

J'offre mon meilleur souvenir à mes autres maîtres d'Angers, Guignard, Feillée, Douet, Tesson, Jagot, Charrier.

PREMIÈRE PARTIE

RÉTENTION AIGUË — RÉTENTION COMPLÈTE

Je n'ai pas besoin d'insister sur la situation critique du rétentionniste ; elle réclame une intervention immédiate, l'évacuation du contenu vésical. Mais celle-ci peut présenter des difficultés très variables, et à ce point de vue spécial je diviserai les rétentions en deux groupes, suivant qu'elles peuvent ou non être guéries par le cathétérisme. Le premier est de beaucoup le plus considérable. Il comprend la presque totalité des cas.

CHAPITRE PREMIER

RÉTENTIONS GUÉRISSABLES PAR LE CATHÉTÉRISME

Avec les perfectionnements actuels apportés au sondage, l'introduction de la sonde est presque toujours possible, et c'est avec ce moyen simple, bénin, que la grande majorité des rétentions peut être soulagée. Mais le cathétérisme, chez le prostatique rétentionniste, est soumis à des règles précises. Faute de les suivre on fait perdre à ce moyen thérapeutique sa simplicité, sa bénignité ; on le transforme en un procédé empirique, aveugle et dangereux.

Ces règles concernent : 1° l'introduction de l'instrument ou mieux des instruments, puisque suivant les cas différentes formes de sondes pourront être spécialement indiquées ; 2° l'évacuation du liquide.

1° ***Exploration préalable du canal.*** — Avant de procéder à l'introduction de la sonde, le médecin doit toujours pratiquer une exploration méthodique du canal. L'explorateur à boule (1) le renseignera sur le calibre des régions antérieures de l'urètre, sur la défor-

---

(1) Le médecin praticien qui ne peut avoir constamment à sa disposition toute la série des explorateurs stérilisés, sera prudent néanmoins d'ajouter les 3 ou 4 principaux numéros à sa boîte de sonde.

mation et l'allongement de sa région prostatique. Dès lors, il est facile de choisir la sonde convenable.

2° *Choix de la sonde.* — Plusieurs cas se présentent. L'explorateur passe librement dans la vessie, ou bien il reconnaît un obstacle franchissable dans la région prostatique, ou bien encore il est impuissant à dépasser cette région.

Dans le premier cas toutes les sondes molles sont utilisables, mais nous devons donner la préférence à l'instrument de Nélaton, à la sonde en caoutchouc vulcanisé. Elle fait merveille dans tous les cas où la voie est libre, relativement du moins. Son introduction est alors facile et n'occasionne aucune douleur au patient.

Avant de pénétrer dans la vessie, l'explorateur a-t-il été obligé de contourner un obstacle prostatique, la sonde de Nélaton aura déjà moins de chances de réussir. Sans doute on l'emploiera d'abord, mais en cas d'échec on ne prolongera pas les tentatives. Il faut savoir en effet que ces sondes, poussées avec trop d'insistance, peuvent, en se contournant au contact de prostates congestionnées et ramollies, déterminer des érosions, des lésions urétrales. Ce ne sont pas à proprement parler des fausses routes, mais bien autant d'amorces à des fausses routes futures. Bien des médecins s'imaginent cependant qu'avec la sonde de Nélaton tout leur est permis, longs essais, reprises persistantes qui fatiguent le malade, font saigner l'urètre et constituent par leur répétition même un danger d'infection. J'ai souvent entendu le Pr Guyon s'élever contre cette erreur. Nul plus que lui ne reconnaît les avantages de la sonde de Nélaton dans un très grand nombre de cas ; mais il recommande de renoncer à son emploi quand un ou deux essais malheureux ont démontré son impuissance à franchir l'obstacle.

On recourt alors à d'autres instruments, aux sondes en gomme.

Ces dernières existent sous plusieurs types, droits ou courbes.

Les sondes droites ont elles-mêmes plusieurs formes. Les unes sont *à bout pointu,* conique et par là même présentent des dangers qui devraient à tout jamais les faire rejeter. Elle deviennent extrêment dures surtout après un long usage et dans certaine conditions de siccité, et constituent dès lors des instruments offensant pour un canal friable, pour un canal de prostatique (1).

Le principal inconvénient de ces instruments résidant dans leur pointe plus ou moins aiguë, on a cherché à émousser cette pointe, on l'a remplacée par une olive et on a fabriqué des sondes dites *coniques olivaires.* Par la flexibilité de leur bout, par la présence du renflement olivaire, elles ressemblent à l'explorateur à boule et, où celui-ci à passé, elles ont toutes les chances de réussir. De plus le malade « est séduit par leur aspect insinuant » et se soumet facilement à leur introduction. Ce sont donc là des instruments que nous devons conserver. On peut les employer, quand l'ex-

(1) Elles peuvent rendre au contraire de grands services dans des canaux rétrécis par une autre cause que l'hypertrophie de la prostate.

plorateur a pu pénétrer dans la vessie, quand la prostate n'est pas trop friable et ne saigne pas à l'exploration, quand d'autre part la sonde de Nélaton à échoué.

Enfin il existe une 3e forme de sonde droite, c'est la *sonde cylindrique*. Son emploi est limité aux cas où l'explorateur a passé aisément, où l'urètre postérieur « bien que modifié est cependant facilement perméable ». Elle peut rendre de réels services, dans les cas spéciaux bien étudiés par le Pr Guyon, chez les malades dont l'urètre antérieur et postérieur ne présentent aucun obstacle, mais dont le canal « dans son ensemble offre de la résistance à la boule exploratrice ». Cette « raideur générale » des parois peut être primitive, c'est-à-dire exister avant toute tentative de cathétérisme; ou bien elle peut survenir à la suite de sondages répétés. Des malades qui jusque-là se sondaient facilement avec la sonde de Nélaton éprouvent de la difficulté, puis de l'impossibilité complète à introduire cet instrument ; sous l'influence des cathétérismes, le canal s'est enflammé légèrement et est devenu moins souple. Il ne peut être franchi par la sonde en caoutchouc ; il n'admet désormais qu'une sonde plus rigide et la sonde cylindrique en gomme est alors parfaitement indiquée (1).

D'une façon générale, les sondes droites en gomme seront employées quand la sonde de Nélaton aura marqué son impuissance, quand d'autre part la prostate hypertrophiée ne sera pas trop déformée.

Au contraire, si l'explorateur a reconnu un obstacle

(1) La sonde à bout olivaire est également utilisable dans ces cas.

latéral notable dans la région prostatique, à plus forte raison s'il n'a pas pu le franchir, on doit après un premier essai infructueux de la sonde de Nélaton, s'adresser non plus aux sondes droites, mais aux sondes coudées, aux sondes béquilles. Ces instruments deviennent dans le cas actuel absolument indispensables. Ce sont les vraies sondes du prostatique. Inventées par Mercier, elles ont été construites dans le but d'éviter les obstacles qui s'accumulent tous à la paroi inférieure de l'urètre. Or les sondes droites suivent précisément cette paroi dans leur trajet; elles dépriment facilement le cul-de-sac du bulbe, buttent contre les obstacles prostatiques, et deviennent dangereuses par l'insistance qu'on met à les enfoncer. Au contraire, la sonde coudée a le grand avantage de suivre par son bec la paroi supérieure du canal, la paroi indemne, tandis que par son coude elle glisse sur l'obstacle en le déprimant. Encore faut-il savoir choisir parmi les différents types de sondes béquilles, le plus convenable au cas donné (1). Avec le Pr Guyon nous pouvons distinguer deux éventualités. Ou bien le canal prostatique franchi par l'explorateur est allongé et présente une saillie latérale. On se trouvera bien alors d'une sonde à coudure peu accentuée, mais parfois a bec assez allongé; ou bien au contraire l'obstacle, sans

(1) Dans ses leçons cliniques (t. III, p. 295), le Pr Guyon insiste sur la forme et les dimensions des sondes coudées. Il ramène à 4 les types les plus usuels. Deux ont des coudures plus accentuées et des becs relativement courts qui ne doivent pas dépasser 15 millimètres; deux autres ont des coudures moins brusques et peuvent sans inconvénient présenter une plus grande longueur de bec.

doute plus considérable « n'a pu être tourné ou franchi par l'olive », on ne peut espérer le vaincre qu'en l'abordant avec le talon de la sonde. C'est pour ce cas que conviennent les sondes à courbure plus brusque mais à bec relativement court, 12 à 15 millimètres au maximum. Plus long le bec risque de s'enclaver dans la paroi supérieure, de la déprimer en s'en coiffant. Quelle que soit d'ailleurs la coudure, le talon doit-être parfaitement arrondi pour remplir son but, et on doit rejeter absolument les sondes qui sont mal construites à ce point de vue.

Pour me sésumer je dirai que d'une façon générale il faut choisir la sonde béquille à courbure douce et à bec court. Si la région prostatique est très allongée ont emploiera encore la courbure douce mais avec un bec plus long. Enfin si l'obstacle prostatique est infranchissable à l'explorateur il faudra se servir d'un bec court à coudure plus brusque.

Il arrive parfois que même avec ces sondes, le cathétérisme reste impossible. Que faire alors ? Substituer les courbures doubles aux courbures simples, laisser de côté la sonde béquille ordinaire et recourir à la sonde bicoudée. Ce dernier type de sonde est encore construit par les fabricants, mais il vaut mieux l'obtenir soi-même en transformant une simple sonde coudée à l'aide d'un mandrin. Je n'ai pas besoin de décrire ici le mandrin coudé. Tout le monde le connaît, au moins théoriquement. Mais je me permets d'ajouter qu'il manque à l'arsenal d'une foule de médecins à qui pourtant il rendrait les plus grand services, et à qui souvent il ferait vaincre les plus sérieuses difficultés. Je donnerai plus loin quelques détails pratiques sur la manœuvre des différents instruments souples munis de mandrins.

Supposons enfin que, malgré ces différents essais avec les sondes coudées ou bicoudées, le sondage soit resté impossible, on recourra alors aux instruments à grande courbure, du type Gely.

On peut employer soit des sondes métalliques, soit des sondes en gomme auxquelles un mandrin courbe à communiqué une grande courbure. Le Pr Guyon recommande tout spécialement cette dernière manière de faire qui a l'avantage de pouvoir laisser la sonde à demeure, si cela est indiqué.

En somme, pour cathétériser un prostatique rétentioniste, on devra d'abord essayer une sonde de Nélaton, puis, en cas d'échec, recourir vite dans la grande majorité des cas à un des types de sondes coudées. Il ne faut pas, la plupart du temps, avoir trop de confiance dans les sondes droites, cylindriques ou coniques. « Elles peuvent cependant être heureusement introduites, nous tenons à le redire ; mais elles ne vous offriront pas les garanties que donnent les instruments coudés pour les cas simples ou pour les cas de difficultés moyennes; c'est pourquoi leur emploi est limité. Elles sont absolument contre-indiquées dans ceux où de sérieuses difficultés se présentent » Guyon (1).

---

(1) La grande difficulté du cathétérisme tenant au volume de la prostate, et celui-ci résultant en grande partie de la congestion prostatique, il

3° *Mode d'emploi des divers instruments.* — Je n'ai pas l'intention d'étudier ici les différents cathétérismes avec leurs manœuvres spéciales. Pour ces données si importantes, on devra consulter surtout les pages magistrales consacrées au cathétérisme par mon maître le Pr Guyon dans ses leçons cliniques. Cependant pour chaque sonde il est quelques points de pure pratique que je désire rappeler, me réservant d'insister particulièrement sur la manœuvre du mandrin qui, en fin de compte, conduit si souvent à la victoire.

Sur les sondes droites molles, je rappellerai seulement qu'avant de les employer, il faut les vérifier soigneusement. On étirera la sonde de Nélaton pour constater sa solidité ; il n'est pas absolument rare en effet d'en laisser un bout dans la vessie, faute d'avoir pris cette précaution. On rejettera naturellement toute sonde en gomme qui, par siccité ou des ébullitions répétées, présente quelques rugosités, quelques irrégularités. Quant à leur introduction même il faut se souvenir premièrement que par une traction, une tension convenable de la verge, on place le canal dans les meilleurs conditions de perméabilité ; en second lieu qu'une sonde molle doit toujours être poussée lentement ; on doit sentir qu'elle avance pour lui donner une impulsion définitive. « Il faut toujours attendre cette permission de progresser. » C'est en manquant à ces principes qu'on enroule les sondes en caoutchouc,

---

est bon de chercher la décongestion. L'un des meilleurs moyens est de faire lever le malade, de le faire marcher quelque temps.

ou les sondes en gomme, dans la région prostatique et qu'on peut avec ces instruments dits inoffensifs produire des accidents sérieux.

Les sondes béquilles doivent être manœuvrées à peu près suivant les mêmes règles que les instruments précédents et non pas comme l'instrument coudé métallique dont elles rappellent la forme. En effet avec ce dernier on peut facilement, une fois arrivé au cul-de-sac du bulbe, sous-tendre le cul-de-sac et pivoter sur place. Au contraire la tige molle de la sonde coudée ne permet pas de transmettre à son extrémité une impulsion régulière, et en se comportant avec elle comme avec l'explorateur métallique on risque fort « de rester embarrassé et perdu dans le cul-de-sac où l'on se sera aventureusement engagé ». Il ne faut donc pas suivre les parois latérale ou inférieure du canal avec le bec de la sonde, mais, dès le méat, longer méticuleusement la paroi supérieure en appuyant sur elle. Arrivée à l'orifice sous pubien la sonde le franchit parfois du premier coup. Tantôt par contre elle subit un moment d'arrêt. Imprimez-lui alors, sans appuyer davantage, plusieurs mouvements de latéralité ou, pour employer les termes expressifs du Pr Guyon « inclinez légèrement par une petite reptation, le bec de votre béquille à droite et à gauche et vous sentez bientôt que l'instrument demande à avancer ». Si vous ne réussissez pas encore, revenez quelques centimètres en avant et recommencez la manœuvre en ayant bien soin de toujours maintenir le bec sur la ligne médiane. Ceci vous sera facilité par une marque que vous aurez faite sur le pavillon de la sonde.

D'ailleurs les fabricants ont tous pris l'habitude de marquer le numéro de la sonde sur la face antérieure de son extrémité externe. Une fois entré dans la région prostatique vous n'avez plus qu'à pousser doucement, sans craindre toutefois d'insister un peu. La sonde béquille abordant l'obstacle non plus par son extrémité, mais par son talon, c'est-à-dire par une surface, est infiniment moins dangereuse.

L'introduction des instruments métalliques ne m'arrêtera pas. C'est avec eux surtout qu'il faut redoubler de prudence. Il faut bien se garder de pousser, d'abaisser la sonde avant qu'on l'ait sentie s'engager naturellement. Le toucher rectal qui permet de presser directement sur la convexité de la sonde à travers les parois de l'urètre membraneux et prostatique devient le moyen le plus simple de guider l'instrument métallique dans ces cas difficiles.

Mais, comme je l'ai dit déjà, les sondes métalliques doivent être rejetées d'une facon presque absolue. Quand elles paraissent indiquées, on doit leur préférer les sondes en gomme armées de mandrins. L'étude de ces dernières présente le plus haut intérêt. En connaissant bien leur manœuvre, on risque bien rarement d'échouer dans un cathétérisme.

On peut en distinguer deux formes principales : les mandrins à courbure arrondie, et les mandrins à coudure plus brusque analogue à celle de la sonde béquille. On peut s'en servir dans deux conditions différentes : ou bien dans le but de onner à une sonde molle en gomme une forme et une rigidité spéciales, ou bien avec l'intention de pratiquer une manœuvre particulière dite manœuvre du mandrin.

Dans le premier cas la sonde molle a été transformée en instrument rigide et ne reconnaît dès lors aucune règle spéciale d'introduction. Le mandrin et la sonde entrent l'un et l'autre dans la vessie.

Dans le second cas le mandrin n'est conduit qu'au contact de l'obstacle et c'est par une manœuvre combinée d'extraction de la tige métallique et de propulsion de la sonde que celle-ci pénètre dans la vessie. Je désire insister sur ce point.

L'introduction du mandrin à l'intérieur de la sonde exige un soin particulier. Le mandrin coudé est exactement calqué sur la forme de la sonde béquille. Aussi ne faut-il pas l'enfoncer jusqu'à l'extrémité de la sonde. On n'aboutirait de cette manière qu'à transformer la sonde en un instrument rigide, sans modifier aucunement sa forme. Il faut avoir soin d'arrêter le mandrin à quelques centimètres de la première coudure. « La sonde présente dès lors une double coudure, elle est bicoudée. La première coudure est celle que le fabricant lui avait donnée, la seconde est celle que l'on crée extemporanément, en faisant pénétrer le mandrin et en l'arrêtant à quelque distance de la coudure fixe. »

La courbure la meilleure à employer en pratique pour le mandrin courbe est celle des Bénignés, c'est-à-dire une courbure moyenne. L'instrument doit être engagé à l'intérieur de la sonde plus loin que dans le cas d'un mandrin coudé, sans cependant aller jusqu'à l'extrémité de la sonde. On supprimerait ainsi la coudure de la sonde béquille, si précieuse dans tout cathétérisme prostatique délicat. Le mandrin ne doit en effet être enfoncé que juste au delà du premier œil de la sonde. Son extrémité, dépassant légèrement le premier œil de la sonde, se trouve ensuite cachée dans sa partie pleine et ne risque pas de sortir de la sonde et de blesser le canal.

Qu'il s'agisse du mandrin coudé ou du mandrin courbe, il est capital qu'il fasse exactement corps avec la sonde. M. le Pr Guyon a fait construire des mandrins à ajutage mobile. Grâce à une vis de pression qui le fixe sur la tige, cet ajutage peut s'appliquer à tous les mandrins. Comme d'autre part, il s'enfonce à frottement dans le pavillon de la sonde, il en résulte que sonde et mandrin ne font plus qu'un.

Le mandrin étant introduit convenablement à l'intérieur de la sonde — nous nous permettons d'insister encore sur l'importance de ce temps préliminaire — on pratique le cathétérisme en suivant les règles applicables aux instruments rigides.

C'est après le troisième temps du cathétérisme, au moment de franchir la traversée prostatique, et à ce moment seulement, qu'il convient d'employer *la manœuvre du mandrin*. On doit « commencer à agir sur le mandrin, au sortir de la portion membraneuse, alors que l'on n'a pas encore affleuré l'obstacle ». « C'est en s'arrêtant en avant de lui, en le pressentant et non en le contant, que l'on se prépare à le franchir. »

Les deux mains doivent agir avec un accord parfait. La main gauche maintient bien fixement la sonde sur la ligne médiane et la droite saisit la plaque du mandrin. « Tandis que la main droite tire doucement sur le mandrin, la main gauche imprime à la sonde un mouvement de propulsion très modéré. Cette première partie de la manœuvre, doucement conduite, vous permet de tâter le terrain. Vous sentez de suite que l'instrument est libre, qu'il demande à avancer ; vous tirez alors sur le mandrin avec plus de rapidité et de force, tandis que vous achevez, de la main gauche, de pousser la sonde dans la vessie. Le sentiment de liberté complète qui est le critérium de la bonne introduction et en même temps l'issue de l'urine, vous indiquent que votre opération a été heureusement accomplie. S'il vous arrive d'échouer, vous devez vous résigner à recommencer la manœuvre. Il est parfois nécessaire de retirer complètement la sonde de l'urètre et de replacer le mandrin dans une position plus convenable, en lui donnant un peu plus de longueur, vous surélèverez encore le bec de l'instrument. Mais vous prenez surtout grand soin « de commencer à propos le quatrième temps », c'est-à-dire le retrait du mandrin. »

Il est facile de se rendre compte de ce qui se passe au niveau de l'extrémité de la sonde, au moment du retrait du mandrin courbé. L'extrémité de la sonde se relève ; elle s'applique étroitement sur la paroi supérieure de l'urètre. Ou, ce qui revient au même, elle se dégage des obstacles accumulés sur la paroi inférieure et peut alors avancer. Si, en même temps qu'on retire le mandrin, on pousse doucement la sonde en sens inverse, son extrémité dégagée et posée en haut passe par-dessus l'obstacle, le franchit et pénètre dans la vessie. La manœuvre du mandrin, qui permet à l'extrémité de la sonde de s'accoler intimement à la paroi supérieure de l'urètre, permet de franchir des obstacles qui auraient empêché tout autre instrument de passer. C'est, dans les cathétérismes prostatiques très difficiles, une ressource précieuse.

4° *Évacuation.* — Elle doit remplir les deux conditions suivantes : asepsie et lenteur. La première va de soi ; la seconde a également une très grande importance. Le Pr Guyon pose comme principe qu'il faut vider lentement, progressivement et incomplètement la vessie distendue d'un rétentionniste. Sans compter les syncopes parfois mortelles qui peuvent accompagner une évacuation totale, il faut surtout avoir en vue la congestion *ex vacuo* qui peut amener une hémorragie grave, qui met en tout cas la vessie et les reins dans de très mauvaises conditions de réceptivité. Pour les mêmes raisons l'évacuation doit être lente. Voici comment on devra procéder. Le malade étant dans la position horizontale, une sonde de préférence de moyen calibre ayant été introduite, on laisse s'écouler lentement le liquide, en laissant à la vessie seule le soin de se vider. On ne l'y aidera pas par des pressions sur la paroi abdominale. Lorsqu'une certaine quantité d'urine est sortie et que le globe vésical s'atténue sensiblement, on arrête l'évacuation. « Il ne faut pas se laisser aller à satisfaire l'amour-propre en présentant au malade et aux assistants le vase rapidement et largement rempli. » A plus forte raison devra-t-on s'arrêter immédiatement si l'urine commence à se teinter en rouge. On doit donc en évacuant un rétentionniste lui laisser une certaine quantité de liquide dans la vessie. Ce liquide est l'urine normale dans les cas tout à fait aseptiques et où il n'y a pas trace d'hémorragie. Au contraire, si l'urine ressort rougie, ou encore plus si elle est purulente, il faut lui substituer un liquide médicamenteux tiède, de l'eau boriquée à 4 pour 100 par exemple. Pour opérer cette modification du contenu vésical, après avoir évacué incomplètement la vessie, on injecte 150 à 200 grammes d'eau boriquée, puis on laisse sortir une quantité semblable du mélange vésical, et on recommence à plusieurs reprises ces injections et ces évacuations partielles jusqu'à ce que le liquide ressorte clair. On abandonne alors dans la vessie une quantité d'eau boriquée qui varie avec la distension constatée au moment même du cathétérisme.

Soins et sondages consécutifs. — Une fois qu'on a remédié au danger pressant de la rétention par un premier cathétérisme il ne faut pas croire que tout soit fini. On a affaire à une vessie malade qui ne demande qu'à se laisser distendre à nouveau, d'une façon plus ou moins absolue.

Il faut donc l'aider à se vider pendant quelque temps, et veiller soigneusement à ce qu'aucune stagnation nouvelle ne vienne aggraver la situation en parésiant de plus en plus le muscle vésical et en augmentant l'obstacle prostatique. Parfois les malades, après le premier sondage, se mettent à pisser seuls. Il faut les surveiller. S'ils ne font pas trop d'effort et s'ils vident leur vessie vous pouvez les laisser aller. Mais souvent ils urinent sans vider leur vessie et au prix d'efforts répétés ; ne les abandonnez pas alors à eux-mêmes, mais sondez-les jusqu'à parfait recouvrement de leur contractilité vésicale. A plus forte raison, si les urines sont troubles, devrez-vous éviter avec le plus grand soin la moindre stagnation.

Nous avons deux moyens d'assurer le « régulier fonctionnement des mictions artificielles » : le cathétérisme répété à plusieurs reprises dans les 24 heures heures et la sonde à demeure.

Le cathétérisme répété doit toujours être employé quand il est possible ; et la sonde à demeure, si précieuse pourtant, ne vit que des contre-indications du premier moyen.

La répétition des sondages doit être régulière. Pour les régler, l'idéal serait sans doute de répondre aux besoins d'uriner ; mais il est une foule de petits besoins fugaces qui ne nécessitent pas l'évacuation et auxquels on ne fera pas attention pour obéir seulement aux besoins réels plus persistants. On aura pour règle absolue de ne jamais laisser se distendre la vessie. C'est ainsi que certains malades peuvent, sans éprouver de besoins, garder leurs urines toute la journée. Le leur permettre, serait favoriser la congestion vésicale et prostatique. Donc il faudra les sonder malgré leur absence d'envie. D'une façon générale, avec une vessie normalement tolérante, on peut se contenter de 3 à 4 cathétérismes par jour. Si la vessie est plus irritable, il pourra être nécessaire de répéter les cathétérismes jusqu'à toutes les 2 heures. Même alors le sondage répété est indiqué, pourvu qu'il puisse s'exécuter dans de bonnes conditions de régularité et de facilité (1). Sinon on pourra, du moins pour un temps, recourir à la sonde à demeure.

La sonde à demeure doit présenter un calibre suffisant pour assurer un bon drainage et une épaisseur capable de résister aux pressions de la prostate. Aussi la sonde de Nélaton ne saurait-elle être laissée en place. Le type le plus favorable est la sonde en gomme cylindrique ou coudée. Elle est assez rigide pour ne pas s'aplatir et, d'autre part, elle s'accommode mieux qu'aucune autre à toutes les difficultés d'introduction. On a construit dans ces dernières années des sondes qui restent d'elles-mêmes à demeure et au voisinage du col. La sonde de Pezzer en est le type le plus parfait surtout dans ses plus récents modèles. Je ne lui reprocherai pas de s'aplatir, car, avec le renforcement qu'on y a ajouté dernièrement, elle est très capable de ne pas se déformer. Mais ce qui en fait, à mon avis, un instru-

---

(1) C'est surtout à l'hôpital que ces données sont applicables. Dans la pratique, en clientèle, il est bien difficile que le médecin puisse se déplacer aussi souvent, et bien dangereux, d'autre part, de confier à des mains septiques les cathétérismes répétés chez un rétentionniste aigu en imminence d'infection. Aussi faut-il se servir volontiers de la sonde à demeure toutes les fois que les sondages deviennent trop fréquents ou bien adopter un moyen terme qui consiste à sonder le malade pendant le jour et à lui laisser la sonde à demeure pendant la nuit.

ment d'exception, ce sont les inconvénients suivants :

Elle n'est facile à introduire qu'avec les prostates modérément hypertrophiées. Dès lors, si elle peut être indiquée dans les cas où l'infection commande surtout le drainage, il n'en est plus de même quand ce sont précisément les difficultés du cathétérisme qui imposent la sonde à demeure.

En second lieu, l'extraction de cette sonde est souvent très douloureuse, fait fréquemment saigner le malade, spécialement si elle s'est incrustée de sels calcaires. En résumé, la sonde de Pezzer, admirable chez la femme, me paraît beaucoup moins applicable au prostatique.

La sonde à demeure présente un certain nombre d'indications qui, comme je l'ai dit déjà, résultent pour la plupart de défectuosités ou de contre-indications du cathétérisme répété.

Lorsque le premier sondage a été difficile, accompagné d'hémorragie, ou bien même quand on l'a réussi facilement, mais chez un malade sur lequel des tentatives malheureuses ont déjà été pratiquées, en un mot, toutes les fois que dans le canal il existe des lésions dont il faut favoriser la cicatrisation, la sonde à demeure est nettement indiquée. On la laissera 24, 48 heures, 3 jours ou même plus, suivant le degré et la gravité des lésions urétrales. Il suffit parfois d'un temps très court pour que le canal redevienne facilement perméable à la sonde.

Quelquefois le cathétérisme s'est effectué avec la plus grande facilité, mais le passage de la sonde a suffi pour déterminer un saignement sérieux. Il s'agit le plus souvent alors de prostates molles, friables, congestives, qui sont rapidement améliorables par la sonde à demeure.

Il est un certain nombre de cas où le cathétérisme primitivement facile est devenu peu à peu difficile, douloureux et est mal supporté par le malade. Dans ce cas encore, il faut recourir à la sonde à demeure.

Enfin, une des indications capitales de cette dernière est fournie par l'infection de la vessie ; soit que la cystite ait rendu la vessie intolérante et que le nombre des cathétérismes soit devenu trop considérable, soit que les sondages aient prouvé leur impuissance à drainer la vessie ou aient même déterminé des poussées fébriles.

Je viens de fixer les indications de la sonde à demeure. Je désire montrer maintenant les moyens de la faire accepter et tolérer par le malade. Ces moyens visent et l'instrument introduit et la vessie elle-même. Pour qu'une sonde soit bien supportée, elle doit être bien placée, bien fixée (1) ; la vessie doit être calmée, apaisée autant que possible.

---

(1) Inutile de dire que la sonde ne doit être ni trop grosse ni trop petite, et que la bonne adaptation de l'instrument et du canal est de toute nécessité. Si donc la sonde entre à frottement, on doit la rejeter pour en essayer une autre plus petite. Il ne saurait ici être question de numéro de sonde, mais bien de tact personnel. « Glisser sans appuyer » doit être dans ce cas particulier comme dans tous les autres la règle de tout cathétérisme.

Pour la placer, il faut avoir soin de ne pas trop l'enfoncer dans la vessie qui pourrait trop facilement entrer en contact avec le bec de la sonde. Il faudra donc la maintenir au voisinage du col et pour obtenir cette situation du « goutte à goutte », suivant l'expression classique, il importe d'arrêter l'introduction aussitôt qu'on voit sourdre le liquide (1).

La sonde une fois placée doit être maintenue strictement en bonne situation et, pour atteindre ce but, des dispositifs variés ont été décrits. Je n'en connais pas de meilleur que l'*attelage en fil* usité à Necker. Il est si commode que j'en emprunte la description entière au livre du Pr Guyon : « Deux fils d'une longueur de 50 centimètres environ sont préparés. Plaçons d'abord l'un des fils. La partie médiane est présentée à la sonde au niveau du méat en A et fixée sur elle par un nœud solidement serré. Les 2 chefs pendent alors à côté du gland, à sa gauche par exemple. Ils sont réunis ensemble en B, par le nœud qui correspond à la base du gland, puis ils se séparent : l'un passe en avant, l'autre en arrière du pubis pour arriver à droite au même niveau B', où ils sont de nouveau noués ensemble, ils forment ainsi une anse au-dessous de la base du gland. Pour assurer une ampleur suffisante à cet anneau, le nœud est serré

(1) Ou mieux quand la vessie est sur le point de se vider, on retire la sonde jusqu'à ce que l'urine ne sorte plus ; on la renfonce jusqu'à nouvelle issue du liquide et on s'arrête. Comme vérification on fera bien d'appuyer sur le ventre pour voir si l'urine ne sort pas davantage. (V. Guyon, p. 357.)

sur le doigt, introduit entre l'anse et la verge. De B' le fil est conduit vers les poils du pubis. On choisit une touffe suffisamment épaisse, la moins éloignée de la racine de la verge, les 2 chefs sont amenés à la longueur voulue par la situation de la touffe, puis reliés ensemble par un nouveau nœud. Les extrémités du fil situées au delà de ce nœud vont servir à enlacer les poils. Pour cela, la touffe étant maintenue par un aide, le chirurgien entoure la base des poils et l'enserre fortement dans un nœud simple. Avant de le compléter, il prend la précaution de tordre sur elle-même et dans le même sens la touffe, à la façon d'une moustache que l'on veut relever. Cette petite préparation permet de replier son extrémité avec la plus grande facilité sur elle-même et de la perdre dans la deuxième partie du nœud préparé à la base des poils. Ce nœud est fait avec des tractions assez fortes pour assurer la solidité de la prise. Cette solidité n'existerait pas, quel que soit le degré de striction, si, grâce à ces artifices, la touffe de poils n'avait été repliée sur elle-même en forme de papillote. Sans cette précaution, l'attache des liens aurait lieu, en effet, à la base d'une pyramide. Au delà du point fixé au pubis, les 2 chefs sont laissés flottants. On place alors le deuxième fil. Il est d'abord noué par son centre à la sonde en A, par-dessus le premier lien, afin de lui donner plus de fixité. On le conduit le long du côté droit du gland, un nœud réunit ces 2 chefs au niveau de la base de cet organe. Il faut alors solidariser en B' l'anse que l'on va former au-dessous du gland, avec celle qui y est déjà. Pour cela les 2 chefs du 2e fil, qui sont au delà du nœud, sont passés entre ceux qui se dirigent vers le pubis, et fixés en ce point ; on les conduit ensuite du côté opposé, ils constituent l'anse nouvelle. Il faut, à ce point B, réunir encore entre elles les 2 anses. Les 2 chefs du deuxième fil sont passés entre les 2 chefs du premier allant à la sonde, puis sont conduits au pubis et attachés à une touffe de poils symétrique à celle du côté opposé. »

La sonde mise au point et bien fixée est ordinairement bien tolérée. Quand le malade souffre c'est le plus souvent que la sonde est trop enfoncée ou bien qu'elle se bouche. Parfois cependant l'intolérance tient à la vessie elle-même. Alors l'emploi des injections sous-cutanées de chlorhydrate de morphine rendra les plus grands services. Sans doute les lavages pourront aider à la tolérance, mais lentement, en désinfectant la vessie, mais non pas immédiatement comme prétendent le faire ceux qui s'adressent aux lavages émollients. Du reste, le plus souvent, la sonde à demeure, si elle est mal supportée au début, le devient plus aisément par la suite, car le drainage de la vessie fait peu à peu cesser la révolte vésicale.

Comment régler l'évacuation vésicale au moyen de la sonde à demeure ? Nous avons deux façons qui chacune présentent leurs indications spéciales. Ou bien on peut placer un fausset à l'orifice de la sonde et ne le retirer que toutes les 2 ou 3 heures, ou bien la sonde plonge dans un urinal et y déverse l'urine goutte à goutte. C'est ce dernier moyen qui est le plus fréquemment employé. Je n'ai pas besoin de le décrire. Je dirai seulement qu'il existe un bon type d'urinal antiseptique construit sur les indications de Guyon et Duchastelet et qui permet de toujours faire plonger la sonde dans un milieu *peu* septique. On en trouvera la description dans les cliniques du Pr Guyon. L'urinal est indiqué dans tous les cas où l'infection domine. Mais le fausset a également ses indications. Supposons que la sonde à demeure ait été placée seulement à cause de la difficulté du cathétérisme et que par ailleurs le malade nullement infecté la supporte bien, on peut parfaitement lui permettre de se lever, et alors naturellement le fausset devient nécessaire. Faire lever et marcher le prostatique est parfois suffisant pour diminuer la congestion pelvienne qui a produit chez lui de si fâcheux effets. Par contre il est tout un groupe de cas où l'évacuation totale est totalement interdite. Je ne parle pas pour le moment des rétentions incomplètes avec distension, qui ne doivent jamais être traitées par la mise à sec ; mais les rétentions aiguës elles-mêmes ne doivent pas être vidées d'emblée complètement ; par conséquent, si *dès le début,* pour une des causes citées plus haut, la sonde a été laissée à demeure, il faut néanmoins bien se garder de la laisser ouverte. On placera un fausset qu'on retirera à intervalles réguliers, en faisant ou non, suivant les cas, des lavages modificateurs.

Malgré ses avantages, la sonde à demeure n'est naturellement qu'un moyen provisoire. « Le praticien doit désirer le moment où il cessera d'y recourir. Pour qu'il le puisse en toute sécurité, il enlèvera la sonde à demeure au bout de quelques jours, en cherchant à y substituer le cathétérisme. Il aura cependant pour règle d'y revenir, pour peu que ce cathétérisme ne soit pas exécuté avec facilité et régularité. Et c'est après quelques tâtonnements qu'il établira enfin le régulier usage de l'évacuation par l'introduction réitérée de la sonde.

« S'il doit hâter, dans la limite du possible, le moment où il enlèvera la sonde à demeure, le praticien devra au contraire retarder celui où il permettra au malade de se soustraire à l'obligation du cathétérisme répété. »

Il sera facile de prévoir ce moment en analysant la façon dont se vide la vessie à chaque cathétérisme. Peu à peu le jet deviendra plus fort et un jour le malade racontera qu'il a parfaitement uriné seul; le cathétérisme explorateur ne décèlera aucun résidu. Le malade est guéri et vous n'avez plus qu'à lui donner les conseils hygiéniques capables de lui éviter une nouvelle crise de rétention.

Au cours de vos cathétérismes répétés avec votre sonde à demeure, je pose en fait que vos malades se sont infectés. Mais vous devez essayer de modérer, d'atténuer l'infection, autant qu'il est possible. Et d'abord pour en retarder l'éclosion, vous ferez suivre vos cathétérismes évacuateurs d'injections à l'eau boriquée tiède (1). Lorsque l'infection est apparue vous pratiquerez des lavages nitratés.

Si vous avez mis une sonde à demeure, il est bon de la

(1) Pourvu toutefois que vous soyez sûrs de l'asepsie de votre seringue. Mieux vaut ne pas faire de lavages préventifs que de les pratiquer avec des instruments, je ne dirai pas sales, mais seulement douteux.

changer assez souvent, tous les deux jours par exemple. Avant de l'enlever, vous pratiquez une injection vésicale soignée et vous continuez à pousser le liquide antiseptique au moment de l'extraction de la sonde.

Sans pouvoir signaler toutes les difficultés qu'on rencontre dans le traitement des rétentions, chez le prostatique, je désire cependant en étudier rapidement quelques-unes parce qu'elles sont assez fréquentes et qu'il est du plus haut intérêt de savoir les vaincre. Ce sont les fausses routes, les hémorragies vésicales avec caillots, l'association d'un rétrécissement de l'urètre avec l'hypertrophie de la prostate.

Fausses routes. — La prostate hypertrophiée et ramollie se laisse facilement pénétrer par une sonde, surtout lorsqu'elle a été mal choisie et manœuvrée avec un peu de force. Une fois la fausse route créée, la sonde a une fâcheuse tendance à s'y engager et à fuir le vrai chemin. Il est une autre condition assez analogue à la fausse route, c'est la dépressibilité extrême du cul-de-sac du bulbe chez certains prostatiques. Il n'y a pas, si l'on veut, de fausse route, mais bien une fausse direction (Guyon) ne s'accompagnant pas d'hémorragie.

Cet état est facile à diagnostiquer à l'aide de l'explorateur à boule et de la main appliquée au périnée. La fausse route réelle s'accompagne d'hémorragie, vésicale (hématurie) si l'urètre postérieur est en cause, urétrale (urétrorragie) si, au contraire, les parties antérieures du canal sont lésées. L'emploi de l'explorateur à boule et le toucher rectal sont recommandables pour fixer le siège de la fausse route.

Un fait capital et qui doit nous diriger dans le choix d'un instrument est la présence constante (1) de la voie accidentelle à la paroi inférieure du canal. Ceci nous fait préférer dans tous les cas un instrument rigide dont la forme soit telle que son bec puisse suivre la paroi supérieure. La sonde béquille montée sur un mandrin et surtout sur un mandrin coudé répond à toutes les indications. J'ai réussi, plusieurs fois, dans le service du Pr Guyon et, depuis, pendant mes autres années d'internat, à sonder de cette façon des malades venant de la ville avec une fausse route, ou adressés à moi par quelques-uns de mes collègues et amis.

Je n'ignore pas les procédés multiples, souvent ingénieux, qui ont été décrits dans le but d'éviter la fausse route existante. Il en est un assez vanté, consistant à introduire une sonde qui entre dans la fausse route. Par cette première sonde, qui possède un œil très large et éloigné de son extrémité, on en introduit une seconde qui sortira précisément par l'œil et qui longera ensuite la fausse route sans pouvoir y pénétrer, puisqu'elle est déjà oblitérée par le premier instrument. Ce procédé curieux a sans doute donné des succès, mais, comme je n'ai pas d'expérience personnelle, je ne me permets pas de le recommander. Il a, d'autre part, des inconvénients. Il nécessite des instruments spéciaux :

(1) Le professeur Guyon n'a jamais rencontré de fausses routes à la paroi supérieure.

la seconde sonde doit être extrêmement longue, faute de quoi on la retirera en extrayant la première, et on sera forcé de recommencer de nouvelles manœuvres.

Aussi vaut-il mieux s'en tenir à l'usage de la béquille conduite sur mandrin (1).

Inutile de dire que la sonde introduite est laissée à demeure. Au bout de trois ou quatre fois 24 heures, ce sont les termes du Pr Guyon, la fausse route est guérie et le cathétérisme intermittent peut être repris.

Rètentions compliquées d'hématuries sérieuses. — On voit parfois survenir chez les prostatiques rétentionnistes des hématuries considérables à l'occasion d'un cathétérisme. Les caillots obstruent alors la sonde qu'on vient d'introduire ou qui a été laissée à demeure. On peut essayer alors de dégager les voies en poussant une injection d'eau boriquée tiède, mais pour peu que l'hémorragie et l'obstruction continuent, il faut se décider à l'évacuation complète des caillots. Bien entendu, la sonde de Nélaton devient insuffisante, la sonde en gomme, bien préférable, ne présente pas toujours non plus un calibre suffisant; il faut alors s'adresser aux gros instruments métalliques, aux évacuateurs de la lithotritie. Que l'on emploie les sondes en gomme ou les évacuateurs métalliques, il faut être prévenu de ce fait que les caillots ne sortent pas tou-

(1) Je ne parle pas du cathétérisme sur bougie conductrice. S'il a des chances de réussir dans les cas de fausses directions, il n'a plus aucune valeur dans les fausses routes.

jours d'eux-mêmes, on doit alors les y aider par une aspiration au moyen d'une seringue. Il y a là évidemment quelque chose de paradoxal. Tout à l'heure, j'avançais qu'il ne faut pas vider complètement la vessie d'un rétentionniste sous peine de la faire saigner et maintenant qu'elle saigne je conseille de pratiquer l'aspiration ! Cette conduite paradoxale est celle qu'une longue expérience a enseignée à mon maître le Pr Guyon. Il a maintes fois montré qu'il n'est pas de causes plus puissantes à l'hématurie vésicale que la présence d'un corps étranger. Ici c'est un caillot. L'indication capitale est de l'extraire au plus vite.

Coïncidence d'un rétrécissement et de l'hypertrophie prostatique. — Il arrive parfois qu'au cours de l'exploration préalable du canal, on constate un rétrécissement qui ne cause pas lui-même la rétention, mais qui constitue un obstacle considérable à l'introduction des sondes spéciales, qui, elles, seraient capables de franchir la région prostatique. Il ne faut pas, dans ces cas, hésiter à lever le rétrécissement par une urétrotomie interne ou externe. Cette conduite est particulièrement nécessaire s'il y a des signes d'infection, et le Pr Guyon rapporte le cas de deux malades âgés de 73 et de 69 ans, à la fois prostatiques et rétrécis, gravement infectés l'un et l'autre. Il les guérit tous les deux par l'urétrotomie interne et la sonde à demeure.

CHAPITRE II

RÉTENTIONS QUI NE PEUVENT ÊTRE GUÉRIES PAR LE CATHÉTÉRISME

Et d'abord s'il y a réellement des cas où le cathétérisme est impossible, quelle est leur fréquence ? Si l'on en croit les statistiques des cystostomistes, ils ne sont pas rares. C'est ainsi que sur 148 cystostomies, mon collègue et ami Michon (1) en relève 50 pratiquées pour cause d'impossibilité de sondage. D'autre part, si je consulte les registres de la clinique de Necker, je n'y vois pour ainsi dire pas de cathétérisme impossible. Durant les deux années que j'y ai passées, il ne s'en est, à mon souvenir, présenté qu'un cas. Pendant 15 mois, Michon a vu deux fois seulement des malades venus avec des fausses routes présenter un urètre infranchissable. A en croire l'école de Necker, le cathétérisme, impossible chez les prostatiques, constitue une véritable exception. Et pourtant, à cette clinique spéciale, viennent les malades les plus difficiles, des malades sur lesquels en ville on a souvent essayé infructueusement les manœuvres les plus variées et quelquefois les plus « blessantes ».

---

(1) Michon. *Thèse* soutenue en 1895 et inspirée par M. le Pr Guyon.

Donc l'impossibilité du cathétérisme existe exceptionnellement, mais elle existe cependant.

Que faire dans les cas de rétention aiguë où on ne peut introduire la sonde? Nous possédons deux moyens qui ont chacun leur valeur et leurs indications spéciales, la ponction et la taille hypogastriques. Je n'ai pas l'intention d'établir ici la supériorité de l'un sur l'autre, mais seulement d'en fixer nettement, disons même schématiquement, les indications capitales.

La ponction d'abord a-t-elle des dangers? On les a tour à tour affirmés ou niés. Il faut dire bien haut qu'une ponction bien faite, avec une aiguille petite, immédiatement au-dessus du pubis, est absolument inoffensive dans les cas où les urines ne sont pas infectées. Dans les cas contraires, la ponction peut présenter des dangers d'inoculation de la paroi, et parfois on a observé de véritables phlegmons abdominaux, quelquefois même la péritonite mortelle. Toutes les indications de la ponction et de la taille suspubienne tiennent dans ces simples constatations.

Si vous avez affaire à un malade, rétentionniste aigu, qui n'a jamais été sondé, qui ne présente pas de phénomènes d'infection, vous pouvez sans crainte le ponctionner, en ayant soin d'enfoncer l'aiguille juste au-dessus du pubis, avec toutes les précautions de l'asepsie moderne, et en retirant brusquement l'instrument après avoir laissé rentrer l'air dans le récipient.

Que peut-on attendre de cette ponction? Certes il ne faut pas espérer qu'en vidant une ou plusieurs fois la vessie avec une aiguille on va guérir du coup la rétention. Non pas. Mais la ponction est un merveilleux agent de décongestion, une manœuvre préliminaire qui va faciliter le sondage. C'est bien ainsi que l'ont compris, avec mes maîtres Legueu et Albarran, tous ceux qui ont pris part à la discussion du Congrès d'urologie. Après une ou deux ponctions, on est surpris parfois de la facilité avec laquelle on introduit une sonde. C'est qu'en faisant cesser la rétention, la ponction a décongestionné la prostate et ouvert ainsi une voie plus large aux instruments poussés par les voies naturelles. Elle nous apparaît donc comme un très bon moyen d'attente qui peut la plupart du temps nous conduire au cathétérisme normal et qui, en définitive, s'il reste impuissant, nous laisse toujours maître d'employer secondairement la cystostomie (1).

Cette dernière méthode possède évidemment tous les avantages thérapeutiques de la ponction. Mais reste à savoir si elle donne ces avantages avec la même simplicité et la même bénignité. Eh bien, personne ne saurait le soutenir. Quelle que soit sa facilité d'exécution, elle est plus difficile et plus grave que la ponction ; elle place le malade dans un triste état pour un temps plus ou moins long. Il est donc bien évident que dans les cas où la ponction semble suffisante, il ne faut pas s'adresser d'emblée à la cystostomie. Celle-ci est au contraire nettement indiquée quand la ponction est dangereuse ou devient insuffisante, c'est-à-dire 1° toutes

---

(1) Cette influence décongestive de la ponction n'est pas, par contre, à espérer chez le rétréci.

les fois que des signes d'infection grave sont apparus et qu'il faut vider, drainer complètement et immédiatement la vessie, qu'il faut parer en un mot à des accidents menaçants ; 2° quand des ponctions répétées n'ont pu permettre le cathétérisme. Pour mon excellent maître Legueu l'existence de fausses routes qui ont empêché le sondage indique la cystostomie. Cela est vrai sans doute pour les cas infectés. Mais alors c'est plutôt l'infection que la fausse route elle-même qui indique la taille hypogastrique. En effet notre maître le Pr Guyon a bien montré combien les fausses routes prostatiques pouvaient évoluer sans s'accompagner d'infection et d'accidents d'empoisonnemt urineux (1), tout au moins pendant un certain temps. J'aurais donc tendance à pratiquer la ponction chez les prostatiques infranchissables même s'ils ont des fausses routes, pourvu qu'ils ne présentent pas d'accidents fébriles.

En résumé, la cystostomie est indiquée : 1° quand après un nombre sérieux de ponctions, 8 à 10 par exemple, le canal reste impénétrable à la sonde ; 2° toutes les fois que l'infection existante demande un drainage rapide.

---

(1) Cela tient à ce que dans la rétention du prostatique, l'urine ne sort pas de la vessie. Il n'en est pas de même chez les rétrécis. Ici l'urine vient facilement au contact de la fausse route et les accidents apparaissent très vite.

DEUXIEME PARTIE

RÉTENTIONS INCOMPLÈTES

Ces rétentions m'arrêteront beaucoup moins que les rétentions aiguës. Elles sont sans doute très intéressantes, mais leur étude m'entraînerait trop loin et je ne ferai qu'en signaler les points les plus importants.

Ce qui caractérise avant tout les rétentions incomplètes, ce sont ces deux faits, en apparence contradictoires : possibilité d'uriner et impossibilité de vider la vessie.

Le Pr Guyon a étudié dans tous leurs détails cliniques les rétentions incomplètes. Il a montré qu'on pouvait en observer de deux sortes : les unes aiguës, les autres chroniques. Ces dernières sont de beaucoup les plus fréquentes. C'est surtout pour elles que le praticien sera appelé à intervenir.

Mon maître a montré que les rétentions chroniques incomplètes avaient un aspect clinique bien différent, suivant qu'il y a ou non distension.

Rétention incomplète chronique sans distension. —

Les malades atteints de rétention incomplète sans distension, « exempts de poussées congestives ou d'attaques aiguës de cystite, vivent en assez bonne intelligence avec leur vessie pour ne pas juger utile de beaucoup s'en occuper. Un état de tolérance s'est établi d'emblée ou succède à des attaques de rétention aiguë complète ou incomplète. » Ce sont les troubles digestifs, l'intoxication lente, qui, bien interrogés, doivent conduire le médecin à l'examen de l'appareil urinaire.

La palpation hypogastrique combinée avec le toucher rectal permet dans ces cas d'apprécier l'état de réplétion du réservoir urinaire. Mais les renseignements les plus précieux seront fournis par le cathétérisme.

Non seulement le cathétérisme évacuateur renseignera sur le degré de la rétention ; mais il permettra aussi d'apprécier le degré de contractilité de la vessie.

Une sonde molle suffira le plus souvent. Elle devra être enfoncée ni trop ni pas assez. La tendance habituelle est plutôt de l'enfoncer trop. On ramènera la partie oculaire de la sonde près du col, ce qui permet de vider le bas fond et l'on évacuera ainsi une quantité d'urine qui varie suivant les cas de 200 à 300 grammes.

L'urine du début est ordinairement chargée de pus ; puis le liquide s'écoule plus clair ; à la fin, le pus reparaît, en général assez abondant. Le jet d'urine est projeté avec une certaine force, bien que l'évacuation totale de la vessie ne puisse en général être obtenue qu'au moyen d'une pression exercée sur l'hypogastre. La contractilité de la vessie est cependant facile à réveiller : il suffit de répéter plusieurs fois une injection de liquide, pour constater une augmentation dans la force de projection du jet. Détail important : l'évacuation d'une partie du contenu de la vessie soulage ces malades alors qu'ils souffrent cruellement après évacuation complète.

Le traitement des rétentions chroniques sans distension consiste essentiellement dans le cathétérisme évacuateur, avec lavages antiseptiques. Le cathétérisme répété doit être préféré, mais la sonde à demeure a elle aussi ses indications. Nous avons longuement insisté sur ces points dans l'étude de la convalescence du rétentionniste aigu.

Dans les formes *simples,* le médecin doit sonder lui-même le malade pendant 8 à 10 jours, 2 fois par jour, de façon à pratiquer les premiers cathétérismes dans de bonnes conditions d'asepsie, à habituer l'urètre au sondage répété, à montrer enfin au malade comment il doit s'y prendre pour s'infecter le moins possible. Au bout d'une dizaine de jours le malade se sondera lui-même jusqu'à ce que le médecin, devant la constatation de l'absence de résidu, lui permette d'uriner seul et sans sonde.

Dans les *cas infectés* sérieusement, on ne saurait abandonner le cathétérisme au malade. Auparavant il faudra chercher à désinfecter la vessie soit par des lavages nitratés ; soit par des instillations, si la vessie est rebelle.

Dans les formes *douloureuses,* M. le Pr Guyon recommande l'emploi des instillations au nitrate d'argent. 40 à 50 gouttes de solution de 2 à 5 pour 100. Si l'on se contente de faire le cathétérisme évacuateur, on aura soin, pour combattre la douleur due à l'évacuation totale, de substituer à l'urine purulente une solution tiède d'acide borique. On évacuera la vessie sans la vider. Dans tous les cas, on accordera une grande importance au traitement général. Les calmants, en particulier les calmants introduits dans le rectum, seront parfois d'une grande utilité.

Rétention chronique incomplète avec distention. — C'est une forme qui passe facilement inaperçue. Elle est particulièrement insidieuse. C'est la forme la plus grave.

On ne voit les malades que lorsque la distension est déjà de date ancienne. L'accumulation progressive, lente, des urines, atteint un degré extrême, et la plénitude de la vessie est bien facile à constater.

La réaction vésicale est nulle ou peu marquée. Il n'y a ni douleur, ni fièvre, mais seulement de la fréquence de la miction. A ce signe unique, s'ajoute dans certains cas de l'incontinence, d'abord nocturne, puis diurne. Et c'est ce dernier symptôme qui détermine le plus souvent le malade à consulter.

Ce qui domine chez les prostatiques avec distension, ce sont plus particulièrement les troubles de la santé générale. Les malades perdent l'appétit, s'affaiblissent et maigrissent en même temps que la peau prend une teinte jaunâtre qui pourrait égarer le diagnostic. Ce sont des *intoxiqués* chez lesquels la moindre infection due à un cathétérisme septique peut amener les troubles les plus graves. « Aussi l'intervention chirurgicale, qui seule cependant permet, après une longue durée d'accidents, d'agir avec chance de succès, est-elle particulièrement difficile et délicate. »

La responsabilité du chirurgien est d'autant plus engagée qu'il ne semblait pas y avoir de danger immédiat. « Le malade travaillait encore, ne souffrait et gardait une quiétude partagée par ses proches et par le médecin de la famille. Ce consultant, qui se sent plutôt amoindri dans ses forces que troublé dans sa santé, va, sous l'influence de l'intervention, devenir manifestement malade ; il va vivement et cruellement souffrir ; il perdra si complètement ce qui lui reste de forces qu'il ne pourra plus quitter le lit. Il paraissait menacé dans l'avenir, il va être sous l'influence d'un danger imminent ; à brève échéance, la mort surviendra après un cathétérisme. »

Ce qui fait, chez ces malades, la gravité du pronostic, ce n'est pas seulement le degré profond d'intoxication auquel ils sont arrivés, c'est aussi la réceptivité si bien établie aujourd'hui, qu'ils offrent à l'invasion microbienne. C'est dire la nécessité impérieuse de sonder ces malades avec une asepsie absolument parfaite. Il n'est pas certain que le traitement soit efficace. Les voies d'excrétion soumises à une tension trop grande et dilatées, ne pourront peut-être plus suffire à leur rôle, et cette possibilité autorisait, à une période encore peu éloignée de nous, l'abstention pure et simple. « A l'heure actuelle, la sécurité fournie par l'ensemble des précautions antiseptiques, dont l'expérience et l'étude m'ont permis d'affirmer la véritable valeur, ont modifié ma pratique. Alors même que je puis douter de l'efficacité de l'évacuation, la certitude de n'y point ajouter l'infection me conduit à l'intervention. Les guérisons sont en effet devenues habituelles, elles sont quelquefois obtenues dans les cas en apparence les plus défavorables. La survie est en général assurée pour quelques années, et la substance rénale, qui paraissait déficieuse, reprend ses fonctions. »

Chez les prostatiques avec distension, le cathétérisme est le plus souvent facile à pratiquer. L'urètre se laisse facilement parcourir et la traversée prostatique n'oppose que peu d'obstacle. On entre d'autant plus facilement qu'on emploie des sondes d'un calibre moyen, 14, 15 ou 16. Dès que la sonde est convenablement placée, l'urine s'écoule en un jet assez fort. C'est la pesanteur seule qui détermine la sortie de l'urine à travers la sonde ; la vessie ne fait rien pour aider à l'évacuation. Il faut se garder d'activer l'écoulement de l'urine par une pression au niveau de l'hypogastre.

L'évacuation doit être faite lentement, avec la plus grande prudence, en tâtant la réaction du malade.

Le premier jour, on se contentera d'une seule évacuation. Ce sera un cathétérisme d'essai. Si le malade l'a bien supporté, on pourra le pratiquer deux fois par jour. Finalement on arrivera à trois ou quatre cathétérismes dans les vingt-quatre heures. « En bonne règle, ne videz complètement qu'après une quinzaine de jours, et quelque soit le délai, ne vous y risquez pas, ou ne l'autorisez tant que la fin de l'évacuation sera marquée par quelque sensibilité. »

Si, au cours de l'évacuation, la vessie saigne légèrement ou se met à souffrir, il faut injecter une solution d'eau boriquée tiède, pour remettre à un certain degré de tension. « L'évacuation doit être faite la seringue à la main. »

Dans les distensions aseptiques, il faut éviter autant que possible la sonde à demeure.

Il faudra y recourir, lorsque l'urine, malgré tous les soins, est devenue trouble et que l'infection vésicale atteint une certaine intensité. La sonde à demeure permet de renouveler les lavages ; mais il ne faut pas laisser la vessie à sec. Aussi la sonde ne sera pas ouverte, mais munie d'un fausset. On débouchera toutes les deux heures et on évacuera sans vider.

Lorsque l'évacuation aura été menée à bien, il faudra prévenir le malade de la nécessité où il sera de pratiquer régulièrement des cathétérismes. A ce moment il ne rentre plus dans la catégorie des prostatiques avec distension : c'est simplement un prostatique qui vide incomplètement.

CONCLUSIONS

1° La rétention aiguë doit être guérie par le cathétérisme, et le sondage ne doit être déclaré impossible qu'après l'essai systématique de tous les moyens dont nous disposons aujourd'hui et en particulier de la manœuvre du mandrin ;

2° Dans les cas d'impossibilité réelle du cathétérisme, la ponction doit être essayée, sauf contre-indications. On doit le considérer comme un moyen d'attente qui permettra presque toujours l'introduction secondaire de la sonde ;

3° La ponction est contre-indiquée dans les cas où la vessie est infectée. Elle est alors dangereuse et insuffisante ;

4° La cystostomie est alors indiquée primitivement. Elle l'est secondairement quand les ponctions répétées ont marqué leur impuissance à décongestionner la prostate ;

5° La rétention incomplète sans distension relève du cathétérisme répété jusqu'à ce que la vessie n'ait plus de résidu ;

6° La rétention incomplète avec distension est justiciable suivant les cas du cathétérisme répété ou de la sonde à demeure.

CHARTRES. — IMPRIMERIE DURAND, RUE FULBERT.

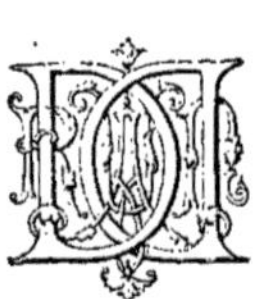

CHARTRES. — IMPRIMERIE DURAND RUE FULBERT

www.ingramcontent.com/pod-product-compliance
Ingram Content Group UK Ltd.
Pitfield, Milton Keynes, MK11 3LW, UK
UKHW022140170726
13837UKWH00004B/1689

9 782329 181882